AF246239

NOTICE MÉDICALE

SUR LES

EAUX MINÉRALES

D'EMS,

Par M. le docteur PRESSAT.

PARIS

COMPAGNIE HYDROLOGIQUE ALLEMANDE

11, RUE DE LA MICHODIÈRE

1857

NOTICE MÉDICALE

EAUX MINÉRALES

D'EMS.

Paris. — Imprimerie de L. MARTINET, rue Mignon, 2.

NOTICE MÉDICALE

SUR LES

EAUX MINÉRALES

D'EMS,

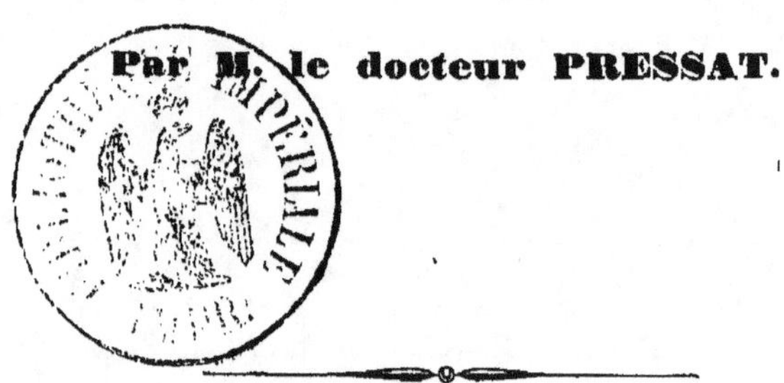

Par M. le docteur PRESSAT.

PARIS

COMPAGNIE HYDROLOGIQUE ALLEMANDE

11, RUE DE LA MICHODIÈRE

—

1857

NOTICE MÉDICALE

SUR LES

EAUX MINÉRALES

D'EMS.

I. — Ems est situé dans un des points les plus pitto-resques de la vallée de la Lahn, dans le duché de Nas-sau, à 12 kilomètres de Coblentz, 60 kilomètres de Wiesbaden, 40 kilomètres de Francfort sur le Mein.

La ville, presque entièrement bâtie sur la rive droite de la Lahn, présente le long de la grande route de Francfort à Coblentz une longue rangée de magnifi-ques hôtels exposés au Midi et adossés à la montagne qui les protége contre les vents du Nord.

L'air pur et balsamique qu'on y respire, la douce température qui, sauf un peu d'humidité inséparable du voisinage des forêts et de la profondeur des vallées, offre peu de variations, l'élégance et le confort des hôtels, le luxe des établissements destinés aux baigneurs, les promenades faciles et parfaitement entretenues, font d'Ems un séjour attrayant et salutaire.

Aussi est-il un des établissements le plus en vogue de toute l'Allemagne, vogue parfaitement méritée sous le double rapport de l'efficacité des eaux et de la beauté des sites.

La connaissance des sources minérales, dont le nom est écrit dans les anciens documents *Emetz*, *Embesse*, *Empts*, ou *Embs*, remonte à une très haute antiquité. Les Romains avaient établi à Ems une de leurs stations principales; ils y avaient fondé une colonie, et employaient à leur usage les eaux thermales.

II. — Les sources, au nombre de **21**, jaillissent derrière les bâtiments du Curhaus : elles sortent séparément des fentes d'une roche de grauwacke, et quoiqu'elles viennent certainement d'une seule et même formation, elles présentent quelques différences dans leur température et leur composition chimique.

Toutes sont gazeuses ; elles paraissent en bouillon-
nement perpétuel par l'ascension continue de
grandes bulles de gaz acide carbonique; elles ont
une température qui varie de 27 à 52 degrés centigrades.

Les eaux destinées aux bains sont recueillies dans
de vastes réservoirs, où on les laisse refroidir pendant
la nuit pour les ramener au degré de chaleur conve-
nable. Elles se couvrent à leur surface d'une couche
mince, blanchâtre, crémeuse, qui n'est autre chose
qu'un mélange de matière organique et d'une partie
des sels qui s'est précipitée au contact de l'air.

Les bains sont généralement pris à une température modérée dont la chaleur ne dépasse pas 32 à
34 degrés centigrades, et il est rare qu'on y reste
plus de 25 à 30 minutes. En y entrant on éprouve
un sentiment de bien-être tout particulier; la peau
devient onctueuse et lisse, comme si l'eau tenait en
dissolution un corps savonneux.

Dans chaque établissement de bains on a organisé
un nombre suffisant d'appareils à douche.

La *Bubenquelle* (source aux garçons) constitue
une douche ascendante naturelle, propre aux affections des organes génitaux de la femme, et vantée
contre la stérilité.

— Mais c'est surtout en boisson que s'emploient les eaux d'Ems. Trois sources ont été depuis quelques années exclusivement réservées à cet usage. Ce sont :

1° Le *Krœnchen* (source du robinet) : température de 29°,5 centigrades 23°,6 Réaumur ;

2° Le *Furstenbrunnen* (source des Princes) : température de 35°,25 centigrades 28°,2 Réaumur.

3° Le *Kesselbrunnen* (source de la chaudière) : température de 46°,25 centigrades 37° Réaumur.

Les eaux de ces sources, récemment puisées et conservées avec soin, sont d'une transparence parfaite : elles ont une saveur à la fois alcaline et salée qui rappelle le goût d'un faible bouillon de veau. La source du Krœnchen a quelque chose de plus piquant et de plus agréable.

On commence en général par boire deux à trois verres, et l'on arrive facilement jusqu'à cinq ou six par jour : ces eaux sont parfaitement digérées, à cause de la quantité d'acide carbonique qu'elles contiennent.

III. — D'après les analyses faites en 1851 par le célèbre chimiste Fresenius, les quatre sources principales renferment la proportion des éléments minéralisateurs suivants :

Tableau comparatif des quatre Sources principales d'Ems, analysées par FRESENIUS *en 1851.*

PRINCIPES CONTENUS DANS UN LITRE = 1,000 GRAMMES.	KRŒNCHEN.	FURSTENBRUNNEN.	KESSELBRUNNEN.	NOUVELLE SOURCE
Température.	29,5° C. = 23,6° R.	35,25° C. = 28°,2 R.	46°,25 C. = 37° R.	47°,5 C. = 38° R.
Poids spécifique	1,00293	1,00312	1,00310	1,00314
	grammes.	grammes.	grammes.	grammes.
Bicarbonate de soude.	1,93198	2,03167	1,97884	2,09252
Chlorure de sodium.	0,92241	0,98450	1,01179	0,94894
Sulfates { de potasse.	0,04279	0,03925	0,05122	0,05684
{ de soude.	0,00179	0,00249	0,00080	0,00141
{ de chaux	0,22456	0,23254	0,23605	0,23319
{ de magnésie.	0,19598	0,19997	0,18698	0,21089
Bicarbonates { de fer.	0,00217	0,00265	0,00362	0,00311
{ de manganèse.	0,00094	0,00078	0,00062	0,00156
{ de strontiane et de baryte.	0,00015	0,00028	0,00048	0,00034
Phosphate d'alumine.	0,00042	0,00044	0,00012	0,00142
Silice.	0,04945	0,04919	0,04740	0,04925
Carbonate de lithine.	traces.	traces.	traces.	traces.
Iodure de sodium.	faible trace.	faible trace.	faible trace.	faible trace.
Bromure de sodium.	trace douteuse	trace douteuse	trace douteuse	trace douteuse
TOTAL des principes fixes.	3,37264	3,54346	3,51792	3,59847
Acide carbonique libre.	1,08398	0,90202	0,88394	0,79283
TOTAL de tous les principes.	4,45662	4,44548	4,40186	4,39130

Composition chimique en général. — Ces analyses, qui s'appliquent à l'ensemble des sources, démontrent que les eaux minérales d'Ems contiennent en moyenne par mille grammes de liquide :

Bicarbonate de soude.	2 grammes.
Chlorure de sodium.	1 —
Bicarbonate de chaux et de magnésie.	22 à 23 centigr.
Sulfate de potasse.	4 à 5 —
Bicarbonate de fer, de manganèse, de baryte, de strontiane, etc.	proport. minime.
Alumine, silice, iodure de potassium.	traces.

La quantité d'acide carbonique libre est en rapport inverse de la température, et oscille entre 1 gramme et 90 centigrammes.

En outre, il existe, surtout dans les sources réservées pour les bains, une petite quantité de substance gélatineuse et filante, véritable conserve qu'on rencontre dans la plupart des eaux minérales, et à laquelle on a reconnu beaucoup d'analogie de composition avec l'albumine.

IV. — Propriétés alcalines des eaux d'Ems. — En raison du principe minéralisateur dominant, le bicarbonate de soude, les sources d'Ems doivent être rangées parmi les eaux alcalines gazeuses, eaux bicarbonatées sodiques.

Elles sont surtout précieuses en ce qu'elles tien-
nent le milieu entre les eaux fortes et les eaux faibles
de cette classe : par leur action douce et tempérante,
elles sont applicables à un grand nombre de cas
pathologiques qui ne pourraient supporter l'excitation
et le mode altérant d'eaux plus fortement chargées.

Les travaux modernes ont démontré que les bicar-
bonates alcalins sont indispensables aux fonctions les
plus importantes de l'économie, aux phénomènes de
combustion, digestion, sécrétion : de telle sorte qu'ils
interviennent dans tous les actes de nutrition et d'assimilation.

C'est donc par leurs propriétés alcalines que les
eaux d'Ems sont aptes à maintenir ou à rétablir les
conditions nécessaires à l'intégrité de la santé.

— Malgré les résultats sanctionnés par l'expérience, il est encore des médecins qui professent que
les alcalins, et en particulier le bicarbonate de soude,
n'ont aucune action spéciale, et que les heureux
changements déterminés dans la santé des malades
ne sont dus qu'à l'excitation générale que toutes les
eaux minérales éveillent dans l'organisme.

Pour ces médecins, les phénomènes chimiques
les plus évidents, tels que la modification des urines,

la dissolution des calculs biliaires et urinaires, la disparition du sucre dans les sécrétions des diabétiques, des dépôts tophacés dans les articulations goutteuses, des graviers et de l'acide urique dans les urines des graveleux, etc., ne sont que les résultats d'une meilleure digestion et d'une meilleure assimilation, sous l'influence des eaux minérales indistinctement.

De même, les caractères acides qui, provoqués sans cesse chez les habitants des villes par l'usage presque exclusif d'une alimentation trop animalisée, par le défaut d'air, d'exercice et de transpiration, dominent dans une foule de maladies, *pyrosis, diabète, gravelle, goutte, rhumatisme,* etc., ne sont, à leur avis, qu'une vaine hypothèse, bien qu'ils soient obligés d'avouer que les faits thérapeutiques parlent hautement en faveur de cette hypothèse.

En présence d'opinions aussi contradictoires, il paraît naturel qu'en attendant que la chimie vienne un jour révéler ces mystères de l'économie humaine, l'observateur impartial prenne sa conviction dans les faits pratiques qui s'accomplissent tous les jours sous ses yeux, et répète avec le père de la médecine : *Naturam morborum curationes ostendunt.*

V. — Effets therapeutiques des eaux d'Ems. —
Les eaux d'Ems présentent deux modes d'action
distincts : l'action générale et l'action spéciale.

Action générale. — L'action générale est l'excitation commune à toutes les sources minérales ; elle
se traduit par surcroît d'appétit, digestions plus
faciles et plus promptes, assimilation plus complète,
selles plus régulières, augmentation des sécrétions
urinaires et cutanées, amélioration de la nutrition,
accroissement des forces, etc.

Rarement ces eaux minérales provoquent de la
diarrhée ; elles donnent plutôt lieu à une légère constipation, qui doit être combattue par quelques pur-
gatifs appropriés.

Action spéciale. — Mais bientôt apparaît l'action
spéciale, c'est-à-dire la modification chimique qu'elles
déterminent dans l'économie : elles rendent alcalines
toutes les sécrétions, même celles qui auparavant
étaient naturellement acides, telles que les urines et
les sueurs : preuve manifeste qu'elles ont modifié le
sang lui-même, en lui donnant une proportion plus
considérable de principes alcalins. Par suite, elles en

diminuent la plasticité, en portant principalement leur action dissolvante sur la fibrine et l'albumine ; elles fluidifient les dépôts déjà effectués, et les ramènent, sous forme liquide, dans le torrent circulatoire ; elles s'unissent aux éléments des sécrétions biliaires et urinaires pour en rendre la dissolution plus facile, et empêcher les précipités qui tendent à se produire.

C'est ainsi que s'expliquent leurs bons effets dans tous les cas où il s'agit d'obtenir la saturation des acides surabondants dans l'économie, la diminution des sucs trop épais et la dissolution des produits pathologiques.

— On a craint que l'usage des eaux alcalines, trop longtemps prolongé, ne déterminât des accidents d'amaigrissement, de décomposition, de cachexie, etc. Il est vrai que, par l'abus, ces accidénts peuvent se présenter ; mais si l'on se rappelle que, dans les humeurs animales, la somme des éléments alcalins est beaucoup plus considérable que la somme des éléments acides, et que c'est dans un milieu normalement alcalin, le sang, que s'accomplissent les réactions et mutations organiques, on comprendra comment les alcalins, même en excès, entraîneront des

dangers moins grands et moins rapides que les éléments acides, et comment les animaux pourront en
ingérer et en conserver une grande proportion, sans
apporter de modifications fâcheuses à leur état général
de santé.

Caractère particulier des eaux d'Ems. — Les eaux
d'Ems ne sont point destinées à produire de violents
effets, à provoquer des crises : c'est par une combinaison lente et insensible avec les fluides et les tissus,
qu'elles impriment une douce impulsion à tout l'organisme. Elles ne constituent proprement ni un
moyen ni un remède particulier : c'est par leur haute
température, c'est par l'heureuse combinaison de
leurs principes minéralisateurs, qu'elles acquièrent
une grande valeur thérapeutique.

De tout temps elles ont été vantées dans les affections de la poitrine, de l'estomac, des intestins, du
foie, des reins, de la vessie, de l'utérus; dans des
cas de débilité générale ou partielle du système nerveux; dans les maladies liées aux vices lymphatique,
scrofuleux, rhumatismal, goutteux; dans certaines
altérations de la peau, etc.

Tout le système des membranes muqueuses, dans
ses affections idiopathiques, est traité avec succès à

Ems, à tel point que le docteur Spengler croit pouvoir affirmer que les guérisons obtenues sont toutes relatives au catarrhe et à ses diverses modifications dans l'économie.

Affections des voies respiratoires. — En première ligne des affections contre lesquelles Ems possède une action spéciale, se rangent les maladies chroniques des voies respiratoires, bronchite, laryngite, enrouement, aphonie, catarrhe, asthme, emphysème, etc. Dès qu'ils boivent les eaux du Kesselbrunnen, les malades éprouvent une sensation bienfaisante, qu'ils dépeignent comme adoucissante et balsamique.

Phthisie pulmonaire. — Quant à la phthisie pulmonaire, les eaux ne guérissent pas les tubercules, mais elles guérissent le catarrhe chronique qui accompagne la tuberculisation et en favorise le développement. Si, dans les prodromes d'une phthisie commençante, elles exercent une heureuse influence en activant la circulation, l'hématose, en augmentant les fonctions de nutrition et de sécrétion, quand il s'agit de phthisies confirmées, elles sont formellement contre-indiquées.

Cette vertu spéciale des eaux d'Ems, relative aux affections de poitrine, doit-elle être attribuée à la proportion considérable de chlorure de sodium qu'elles renferment? Les travaux de M. Amédée Latour (1) semblent résoudre affirmativement cette question : une série d'observations et d'expériences cliniques a paru démontrer que le chlorure de sodium contribuait à l'arrêt, et même à la guérison de la diathèse tuberculeuse.

Affections des voies digestives. — « Comme eau al-
» caline, dit le docteur James dans son excellent *Traité*
» *des eaux minérales*, les sources d'Ems conviennent
» dans les cas de gastralgie, dyspepsie avec rapports
» acides, flux diarrhéiques, gravelle rouge, et cer-
» taines affections catarrhales de la vessie et des
» reins. Elles agissent comme fondants dans l'ob-
» struction des viscères abdominaux, principalement
» du foie et de la rate. C'est par ces qualités que ces
» eaux se rapprochent de celles de Vichy, auxquelles
» elles devront être préférées toutes les fois qu'il
» s'agira de calmer et d'adoucir. »

(1) A. Latour. *Note sur le traitement de la phthisie pulmonaire.*
(*Union médicale* du 28 octobre 1856, p. 517.)

2

— En effet, moins chargées de principes minéralisateurs, les eaux d'Ems sont toujours facilement supportées, même par les organisations les plus délabrées ; et lorsqu'il existe un état névropathique de l'appareil digestif, elles conviennent beaucoup plus sûrement que les eaux de Vichy, souvent inapplicables à cause de leur trop grande activité.

Elles stimulent l'appétit, facilitent les digestions, arrêtent l'amaigrissement qui accompagne toujours ces états pathologiques et font disparaître les symptômes pénibles, tels que céphalalgie, somnolence, malaise général, mauvaise humeur, disposition hypochondriaque : non pas qu'elles soient spéciales contre l'hypochondrie, mais elles guérissent l'affection intestinale qui donne naissance à l'hypochondrie.

Chlorose, scrofules. — C'est également en améliorant la constitution générale, en modifiant les principes du sang, en favorisant les efforts critiques de résolution au moyen desquels l'organisme cherche à éliminer les matériaux nuisibles ou inutiles, que les eaux d'Ems donnent d'heureux résultats dans le trai tement de la chlorose, des maladies lymphatiques et scrofuleuses.

Obésité. — Par l'activité qu'elles impriment aux fonctions d'absorption et de sécrétion, elles combattent efficacement l'obésité qui se présente si souvent chez les femmes par le manque d'exercice et d'oxygénation, ou par la suppression incomplète ou totale de la menstruation.

Névroses. — Les affections nerveuses forment la principale clientèle des eaux d'Ems : aussi les femmes s'y trouvent-elles en majorité. L'action sédative des bains explique comment ces eaux peuvent être utiles contre les palpitations, les spasmes, l'hystérie, la chorée, certains tics douloureux, en un mot, contre la nombreuse classe des névroses.

Stérilité. — Elles constituent un moyen très efficace dans tous les désordres du système utérin ; employées à l'intérieur et à l'extérieur, elles donnent des résultats extraordinaires dans les cas de stérilité et de disposition à l'avortement. La source privilégiée a reçu le nom de *Bubenquelle* (source aux garçons), à cause de ses vertus merveilleuses. Mais il est évident que ces eaux ne favorisent la conception qu'en diminuant l'irritabilité de l'utérus, en dissipant les engorgements du col, en ramenant l'organe et ses annexes à une vitalité plus normale.

Goutte. — Ems offre encore des ressources précieuses contre certaines formes de la goutte. La goutte se présente parfois avec un éréthisme du système nerveux tel, qu'il n'est pas permis d'attaquer la maladie d'une manière trop violente : dans ce cas les eaux d'Ems donnent les résultats les plus avantageux. Que ces résultats soient dus à des actions chimiques, à des réactions vitales, ou à des modifications des humeurs et des tissus, toujours est-il que beaucoup de malades rentrent dans leurs foyers, sinon guéris radicalement, du moins soulagés pour long-temps.

Rhumatisme. — Il en est de même pour certains cas d'affection rhumatismale. Dans le siècle dernier les eaux d'Ems étaient spécialement vantées pour le traitement du rhumatisme chronique ; elles attirent aujourd'hui peu de rhumatisants, parce que les bains, pris autrefois aussi chauds et aussi prolongés qu'ils pouvaient être supportés, n'agissent plus de la même manière actuellement qu'ils sont administrés à température modérée et de courte durée.

Diabète. — Quant au diabète, il est difficile d'admettre, avec les auteurs allemands, qu'il ne trouve aucun soulagement dans les eaux d'Ems.

L'expérience pratique a démontré que, chez tous les diabétiques soumis au traitement des eaux minérales de Vichy, il survient en très peu de temps une grande amélioration : le sucre disparaît peu à peu, puis complétement des urines ; la soif s'apaise, la vision reprend son intégrité, les forces générales renaissent ; la constipation fait place à des selles bilieuses d'abord, puis régulières ; le calme succède au malaise, le sommeil à l'insomnie.

Or les eaux d'Ems ne diffèrent des eaux de Vichy que par une moindre proportion de bicarbonate de soude ; possédant les mêmes éléments chimiques, elles doivent avoir les mêmes propriétés thérapeutiques. Il ne s'agit donc que d'une plus grande quantité d'eau minérale à introduire dans l'économie pour arriver aux mêmes résultats de saturation alcaline.

Comme par leur facile digestion et leurs vertus tempérantes les eaux d'Ems peuvent être sans incon-

vénient absorbées en doses considérables, il est incontestable qu'elles sont appelées à rendre dans le
traitement des affections diabétiques des services aussi
éclatants que ceux constatés depuis longtemps par les
eaux de Vichy.

Affections calculeuses. — On a soulevé, contre l'usage des eaux d'Ems dans les affections calculeuses,
les mêmes objections qui avaient été présentées contre
les eaux de Vichy.

Si les eaux bicarbonatées sodiques sont acceptées
dans les cas de gravelle et de calculs uriques, parce
qu'on accorde qu'en alcanisant les urines, elles peuvent dissoudre en partie ou en totalité les concrétions
déjà formées, et qu'elles peuvent même prévenir la
formation de nouveaux graviers en saturant l'acide
urique en circulation dans le sang pour donner naissance à des urates qui, plus solubles que l'acide urique,
sont expulsés avec les urines ; quand il s'agit de
dépôts blanchâtres de phosphate de chaux ou de phosphate ammoniaco-magnésien, elles sont formellement
proscrites comme devant favoriser la formation de
cette gravelle et l'accroissement des calculs existants.

« Cependant, dit le docteur Spengler, ces faits ont

encore besoin de nouvelles expériences et de recherches plus précises » (1).

Ces recherches et ces expériences qu'appelle le
docteur Spengler ont été faites en France, de manière
à porter la lumière dans cette question si difficile. Il
résulte des rapports lus à l'Académie des sciences et
à l'Académie de médecine de Paris, par MM. A. Bé-
rard, O. Henry et Pelouze, et des travaux insérés
dans la *Gazette hebdomadaire de médecine*, août
1854, par M. Mialhe, que :

1° Les eaux bicarbonatées sodiques déterminent
une amélioration sensible chez les malades qui en font
usage, quoique ces malades n'aient pas des affections
identiques sous le rapport du siége, du volume et de
la composition chimique de la gravelle ou des calculs urinaires ;

2° Elles conviennent à toutes les affections calculeuses des voies urinaires, parce que, en introduisant
dans l'économie une grande quantité de bicarbonate
de soude, elles modifient l'état pathologique des membranes muqueuses, fluidifient les mucus sécrétés, et,
en agissant sur la composition du sang, en prévenant

(1) Spengler, *Études balnéologiques sur les thermes d'Ems*.
Ems, 1855.

la formation soit de l'acide urique, soit des phosphates neutres, elles changent la constitution des principes urinaires, de telle sorte qu'en arrivant aux reins et à la vessie, ils ne contiennent plus de substances insolubles propres à former des précipités ;

3° Par suite de ces combinaisons chimiques, elles sont aussi favorables, dans les cas de gravelle et de dépôts phosphatiques, que dans les cas de gravelle et de dépôts uriques. Loin de pouvoir augmenter les désordres déjà existants et ajouter de nouvelles couches à celles déjà formées, elles sont propres à attaquer et à détruire les calculs urinaux de quelque nature qu'ils se trouvent, soit par dissolution directe, soit par désagrégation, en agissant tantôt sur les éléments salins qui constituent les bases, tantôt sur le mucus qui leur sert de lien.

Ainsi les faits pratiques et les déductions chimiques concordent pour sanctionner ce que l'expérience et l'observation avaient déjà démontré, savoir les bons effets des eaux bicarbonatées sodiques dans le traitement des affections des voies urinaires.

Toutefois il y a une exception capitale à ces conclusions : c'est le cas d'une irritabilité excessive de la vessie, qui ne peut admettre le contact d'eaux fortement bicarbonatées : alors effectivement les désordres s'aggravent par l'usage des eaux d'Ems et surtout de Vichy, les douleurs de la vessie deviennent plus vives, et les dépôts phosphatiques excrétés avec les urines augmentent de quantité (1).

Maladies de la peau. — Tous les auteurs s'accordent pour constater l'efficacité des eaux d'Ems dans les maladies de la peau.

Les anciens les recommandaient pour toutes les impuretés cutanées, dartres, plaies, ulcères, érysipèle, pustules, taches hépatiques, démangeaisons, etc.

Les modernes, Vogler, Franque, Dielh, Dœring, D'ibell, Spengler, en réservent l'emploi pour certaines affections peu profondes souvent liées à des diathèses goutteuse, rhumatismale, lymphatique et scrofuleuse, à des troubles de l'appareil digestif, à des désordres dans les sécrétions utérines, etc.

Elles conviennent parfaitement, en raison de leurs propriétés à la fois calmantes et altérantes, aux malades chez lesquels un traitement énergique ne peut être employé, et surtout à ceux qui, par suite d'irritabilité nerveuse ou de disposition à des conges-

(1) Pour plus amples détails sur les affections calculeuses, consulter la notice de MM. Mialhe et Lefort *Sur les eaux minérales de Wildungen.*

tions cérébrales et à des hémorrhagies, ne peuvent supporter les eaux sulfureuses.

Si elles ne possèdent pas une action assez énergique pour les altérations ulcéreuses, profondes, sécrétantes, elles combattent avec succès les exanthèmes secs, les démangeaisons, les desquamations furfuracées, l'acné, la couperose, etc.

Suivant le docteur Spengler, elles représentent la véritable médication thermale du lichen et de ses variétés.

VI. — Résumé. — Il vient d'être présenté une revue rapide des principales affections dont les cures ont acquis à Ems une si juste célébrité. Mais pour avoir une connaissance plus approfondie des cas particuliers qui justifient ou contre-indiquent l'emploi des sources d'Ems, il est indispensable de consulter les ouvrages des savants médecins, qui ont fait de l'application de ces eaux une étude spéciale, MM. Dielh, Vogler, D'ibell, Dœring, Spengler, etc. (1).

(1) Dielh : *Sur l'emploi à l'intérieur des eaux d'Ems.*

Vogler : *De l'usage des eaux minérales et en particulier de celles d'Ems.* Francfort, 1841.

D'ibell : *Les sources thermales d'Ems.* Wiesbaden, 1852.

Dœring : *Les eaux thermales d'Ems.* 2ᵉ édit. Ems, 1853.

Spengler : *Études balnéologiques sur les thermes d'Ems.* Ems, 1855.

C'est également aux médecins résidants que les malades doivent de toute nécessité s'adresser pour fixer le traitement: sources, bains, quantité, durée, séjour, régime. Autrement ils courraient le risque d'aggraver par une médication inopportune les souffrances pour lesquelles ils étaient venus chercher soulagement et guérison.

Saison. — On regarde la saison la plus chaude de l'année comme la plus favorable pour résider à Ems : cependant l'expérience a montré que le printemps et l'automne conviendraient aussi bien pour la plupart des cas. Même la saison froide peut y être passée avec avantage: la position de la vallée, la nature du terrain où jamais les eaux de pluie ne séjournent, les bâtiments réservés aux buveurs, bien clos et chauffés par la vapeur même qui se dégage des sources, permettent de suivre un traitement complet pendant la saison d'hiver.

Usage des eaux transportées. —Les malades, en retournant dans leurs foyers, doivent pour la plupart continuer quelque temps encore l'usage des eaux minérales, soit pour compléter la cure, soit pour prévenir les accidents qui tendraient à se reproduire.

Il est certain que les eaux d'Ems employées loin

des sources produisent des résultats remarquables dans un grand nombre de maladies, surtout dans les désordres des appareils digestifs, urinaires et respiratoires. Elles sont particulièrement utiles aux personnes qui fatiguent beaucoup les organes de la voix, orateurs, chanteurs, professeurs, etc.

Lorsqu'elles sont destinées à combattre les irritations de poitrine et du larynx, elles sont prises le matin à jeun, soit pures, soit coupées avec du lait tiède.

Dans les autres cas elles se boivent aux repas et supportent très bien le mélange du vin.

Transport. — Les eaux d'Ems transportées se conservent parfaitement même pendant plusieurs années ; bien embouteillées, elles peuvent faire de longs voyages, traverser les mers, sans subir aucune altération.

Elles sont fournies par les sources destinées à la boisson, *Krœnchen*, *Kesselbrunnen* et *Furstenbrunnen*.

Les plus ordinairement expédiées sont celles du *Krœnchen*, dont la basse température et l'excès d'acide carbonique maintiennent mieux en dissolution les principes minéralisateurs.

Le professeur Fresenius s'est assuré, par l'analyse chimique, que les cruchons d'eau du *Krœnchen*, après leur envoi, contiennent encore la presque totalité du gaz acide carbonique libre qui existe à la source même.

SOMMAIRE.

———